Cómo estimular a una mujer

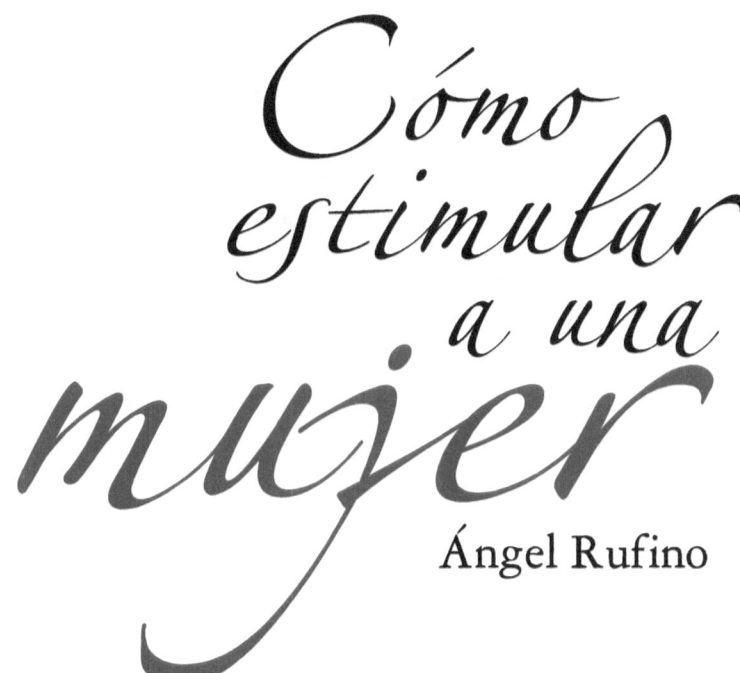

Cómo estimular a una mujer

Ángel Rufino

Un libro para toda persona adulta para que podamos mirar más allá de lo que realmente vemos.

Número de Control de la Biblioteca del Congreso de EE. UU.:		2013917418
ISBN:	Tapa Dura	978-1-4633-6671-1
	Tapa Blanda	978-1-4633-6673-5
	Libro Electrónico	978-1-4633-6672-8

Para realizar pedidos de este libro, contacte con:
Palibrio LLC
1663 Liberty Drive
Suite 200
Bloomington, IN 47403
Gratis desde EE. UU. al 877.407.5847
Gratis desde México al 01.800.288.2243
Gratis desde España al 900.866.949
Desde otro país al +1.812.671.9757
Fax: 01.812.355.1576
ventas@palibrio.com
495398

Índice

Prólogo

Este libro tiene la intención de informar y dar a conocer muchas situaciones con las que como personas nos enfrentamos a diario.

Comparto en este libro muchas experiencias vividas, incluyendo la mía, para que sirvan de una u otra manera de herramienta para su vida.

Los temas tratados son actuales. Los desarrollé cuidadosamente para que usted pueda identificarse con cada uno de ellos o con alguno de su preferencia.

Este libro no tiene la intención de ofender a nadie en particular ni a ningún grupo específico. Contiene un lenguaje accesible, humorístico y adulto para que todos podamos encontrar alguna pieza que le haga falta a nuestras vidas.

Mi deseo es que pueda encontrar en él algo con lo que usted como lector pueda identificarse y llegar a ser mejor persona día tras día.

Así que le deseo lo mejor del mundo a cada uno.

Introducción

Comienzo este libro con la frase: "Todo hombre tiene la oportunidad de salir o conocer a cualquier mujer de este mundo". Más adelante, en los próximos capítulos, desarrollaré las técnicas.

Escribo este libro con la intención de ayudar a muchos hombres, quienes no se han dado cuenta de lo importante que es preparar su interior para conquistar a esa mujer que tanto les gusta o interesa.

No tengo la intención de cambiar su opinión acerca de las cosas de la vida ni sobre sus propias experiencias, sino ayudar al que conoce poco sobre el tema y aportarle algo más al que sabe mucho.

Me motivé a escribir este libro, ya que veo que se están perdiendo muchas tradiciones que a la mayoría de las mujeres aún les encantan. Todos los cambios que se han producido en nosotros, los hombres, han llegado con la tecnología, las revistas, la televisión y con una sociedad que le enseña al hombre que si no tiene lo material o económico no podrá conquistar a una mujer. Desde hoy, hombres, cambiará ese pensamiento y quedará atrás, ya que ustedes tienen la capacidad para lograrlo usando la herramienta verdadera que tiene un hombre su cerebro.

Después de que terminen de leer este libro, ustedes sabrán cómo provocar e hipnotizar el cerebro de una mujer. Hablaré de todas las herramientas que necesitarán para conquistar a esa persona que tanto les gusta.

Si han luchado tanto por salir o les ha dado vergüenza llamar la atención de ese alguien y aún no han podido, este libro los ayudará a hacerlo. Si ustedes son muy jóvenes o tienen muy poca experiencia, este libro será un arma perfecta para que se conviertan en expertos. En cambio, si tienen más experiencia, este libro les agregará a su vida algunas técnicas que no sabían o no conocían de la mujer.

Después de haber leído este libro, estarán tan bien preparados que será casi imposible que no llamen la atención de esa persona que tanto les interesa y que puede ser que esté pensando o esperando las palabras correctas para comenzar a dialogar. Este libro no tiene la intención de comparar, juzgar o competir sobre quién sabe más, solo tiene la intención de educar, enseñar, y de que todos aprendamos de la mujer, un ser tan complicado pero hermoso, sin la cual no podemos vivir.

En este libro, quise escribir acerca de varios temas y que a la vez estén enlazados unos con otros, temas que muchos de nosotros como hombres no hablamos con nuestras amistades, a lo mejor por vergüenza o por mantener nuestro ego de hombre, pero hoy en día se sentirán muy cómodos al leer las situaciones que les han pasado en la vida y aún no las han hablado con nadie.

Las mujeres también se preguntan mucho por qué los hombres somos de una manera que ellas no logran entender. Este libro servirá como herramienta para ustedes, las mujeres, comprendan, aunque sea un poco, lo prácticos que somos nosotros los hombres. Tampoco pueden faltar esos temas sobre sexo que tanto nos gustan, por eso, seleccioné cuatro que son de gran actualidad y que serán de mucho entretenimiento y, como no quería desarrollarlos yo solo, busqué un equipo de trabajo e interactúe con ellos para que estos temas fuesen mucho más dinámicos.

Ya en la parte final del libro, incluyo un sin número de preguntas que a nosotros como seres humanos nos parecen extrañas y de las que solo conocemos una parte, pero yo les daré la solución a todas esas preguntas que ustedes se hacen tan a menudo.

Biografía

Soy un autor joven, nacido en la ciudad de Santo Domingo, República Dominicana. Me encanta aprender y mirar el mundo de una manera un poco diferente. Siempre he trabajo duro para conseguir lo que quiero, incluyendo el tema que más les encanta a los hombres que es las mujeres, sobre el que he aprendido bastante escuchando experiencias de personas mayores, así como viviendo las propias. Siempre he creído que los límites o las barreras las ponemos nosotros y, por eso, no logramos nuestros objetivos.

Enfóquese en aquello que desea, practique y no se canse de practicar, no se rinda y luche hasta el final. La práctica lleva al hombre al éxito. Desde joven, me gustó todo lo que fuera artístico y siempre escribí frases para inspirar a personas que están pasando situaciones difíciles, como también decidí mirar un poco más allá de cada problema que se nos presenta en nuestras vidas.

Todos los días veo al hombre con demasiados problemas de autoestima y, por esa causa, surgió el empuje para escribir este libro, para llevarlo a que no se limite a nada. Me encanta ayudar a muchos jóvenes para que luchen y alcancen sus sueños y sé que uno de sus sueños es tratar de conquistar a esa mujer que tanto les gusta.

A temprana edad, comencé a adquirir experiencias de las cuales he aprendido bastante: culturas, países, personas de distintas edades, etcétera. Algunos me preguntan si yo lo sé todo, y yo contesto que me considero un aprendiz de la vida, de la cual, como a usted lector, me falta bastante por aprender.

Como a todo ser humano, me sucedieron algunas cosas buenas y otras malas. A las buenas, las llamaría "bendiciones"; y a las malas, "experiencias". No me gusta llamar a ninguna experiencia mala o "error" porque de ella también aprendemos; y esas experiencias en nuestra vida, la mayoría de las veces, las superamos. Con ellas, ayudaremos a otras personas, así como a nuestros hijos y nietos, a recuperarse de las caídas que tengan en la vida.

Todas las experiencias de nuestra vida tienen su razón de ser; en el momento que nos pasan, pensamos que no tienen solución, pero todos los días son diferentes así como cada año es diferente. Los días tienen horas, pero los acontecimientos no son los mismos a diario. Estas experiencias no podemos comprenderlas en ese momento, pero al cabo de un tiempo, nos damos cuenta por qué pasaron; y regularmente, pasan para convertirnos en seres más fuertes.

El dolor no es para toda la vida, el dolor es temporal y una vez que pasa, esa herida cierra y volvemos a ser más fuertes que antes.

He compartido experiencias con personas de casi todo el mundo, asiáticas, latinas, norteamericanas y europeas; he aprendido que cada una es diferente a la otra, no tanto por el color del cabello, las cejas más bonitas o un mejor cuerpo, sino porque cada una tiene diferente personalidad.

Este libro no solamente se trata de mí, sino de usted como lector. He tenido varias reuniones y conversaciones con diversas personas que me permitieron darme cuenta de que cada una de las experiencias concluye de la misma manera o de que la mayoría de los resultados son los mismos.

El tiempo pasa, los tiempos cambian, pero las experiencias son las mismas solo que con personajes distintos. Por eso, el viejo sabe lo que sabe, porque lo vivió o una persona cercana se lo contó y ahora aconseja a las personas que lo rodean.

Muchas personas piensan que cuando pasan por una experiencia con un hombre o con una mujer solamente es a ellas que les está pasando en ese momento, pero ahí es donde conviene escuchar a una persona mayor porque ellos ya lo han vivido o lo han escuchado, la historia se repite.

A lo largo de la historia de la humanidad siempre ha existido poder, infidelidad, acoso, etcétera, o sea que nada de lo que vemos en la actualidad es sorpresa. Siempre he creído que todo tiene su porqué aunque no lo veamos en así, pero cuando pasa el tiempo llega la respuesta, a su debido momento.

Mi inspiración para escribir este libro ha sido lo que veo a diario, lo que escucho y las personas que comparten conmigo sus problemas y experiencias. Veo como cada día muchos hombres tienen la autoestima baja y las mujeres, bien alta, la que ha podido resurgir por la independencia que ha alcanzado la mujer y su increíble deseo de superación.

En este libro, usted hombre, encontrará el balance y será capaz de no ponerse límites, así como la mujer encontrará bastante información acerca de nosotros, los hombres.

Secretos de la mujer

La mujer, un ser que nosotros los hombres no entendemos, pero que amamos y no podemos vivir sin ella. Siempre digo: "No trates de entenderla, trata de quererla". Un ser sentimental, bello, luchador, maravilloso y apasionado.

Aquí está uno de los mayores problemas de un hombre: tratar de entender a la mujer. Me imagino que usted se debe preguntar a menudo: ¿Yo no entiendo a la mujer?

Por un lado, además de ser alguien diferente, también, es mujer, lo que hace la situación aún más difícil. Por mucho que intentemos como hombres entender a una mujer, no lo lograremos. Sin embargo, si antes de que suceda cualquier situación, usted, como hombre, se prepara mentalmente para quererla sin comprenderla, será mucho más fácil resolver un conflicto o situación. Una de las cosas que las mujeres más aprecian es que las escuchen; si usted se prepara para escuchar, ya tiene más de un cincuenta y cinco por ciento del conflicto resuelto. En fin, si no escucha, el asunto no se resolverá y puede pasar que en un próximo conflicto se hable de ese mismo tema pasado.

Por otro lado, estas son algunas de las quejas que las mujeres tienen cuando conocen un hombre: "Él es lindo, tiene un buen físico, pero no sabe hablar". "Él tiene dinero, casa propia, pero no sabe hablar". "Él quiere comprarme con su dinero".

Estos son algunos de los pensamientos que las mujeres siempre les cuentan a sus amigas cuando conocen a un hombre nuevo. Y si bien respeto a toda persona que trata de comprar a una mujer, debe saber que solo comprará el momento, pero no logrará comprar sus sentimientos. La mujer es un ser más complejo que eso, lo que llegará a comprar en realidad será una persona, pero no su interior y mucho menos su corazón.

En el próximo capítulo, introduciré y desarrollaré las herramientas que se necesitan para hipnotizar y estimular el cerebro de esa mujer que tanto le gusta o le llama la atención.

La mujer lo sabe todo, pero absolutamente todo. Algunas mujeres desde la primera cita ya saben qué va a pasar con ese hombre; otras necesitan llegar a la tercera cita para darse cuenta, pero no bien pasa la tercera, ya saben ¿cuándo?, ¿dónde? y ¿para dónde? van con esa relación que están comenzando.

La mujer es un ser con una intuición absolutamente desarrollada, yo diría que no hay otro ser como ella, porque no se le escapa ni la más mínima cosa. Le doy un ejemplo para demostrarle que ellas piensan las veinticuatro horas: Si un hombre juega a la lotería y gana un premio de dos millones de dólares y le entrega un millón a su mujer o esposa para que lo gaste, ella se irá de compras, a lo mejor viaje, etcétera, pero estará todo el día pensando en qué se gastará el dinero su marido. En pocas palabras, a usted como marido o esposo no le importará mucho en qué se lo gaste ella, sin embargo, ella pensará cada minuto y cada segundo en qué se lo gastará usted.

La mujer sabe mucho sobre las situaciones que está pasando con su marido o esposo, pero prefiere no dejárselo saber o, mejor aún, prefiere dejar pasar las cosas para así mantener esa relación.

A todos mis compañeros y personas que aconsejo, siempre les digo: "No traten de jugar con la inteligencia de una mujer porque ella ya sabe lo que sucede". Solo que tratará de pasar desapercibida para darse un chance o una oportunidad.

Para los que se preguntan ¿quién gana en el juego del amor? ¿El hombre o la mujer? Mi respuesta siempre será: "La mujer", porque para cuando el hombre piensa una cosa, la mujer ya la ha pensado tres veces. Cuando usted dice que va a salir con sus amigos y en verdad sale solo, ya la mujer lo sabe. Cuando miente, cuando trata de engañarla simplemente por jugar, con la intuición ella lo descubrirá. En fin, poseen un sexto sentido que nosotros, los hombres, no tenemos y que ellas van desarrollando continuamente a medida que maduran y adquieren experiencia.

Herramientas para estimular a una mujer

1. Confianza en uno mismo

La confianza en uno mismo, para mí, es lo más importante. Otra persona no puede tenerle confianza a usted si no confía en sí mismo.

La confianza en sí mismo es la clave principal para que esa persona le preste atención.

Muchas veces, la confianza en uno mismo proviene de la niñez; otras veces, de una mala experiencia. Pero en sí, este es un punto que debemos trabajar a diario, ya que es el más importante.

¿Cómo podemos trabajar en nuestra confianza?

Hoy le digo que usted es único en este mundo, no hay nadie como usted, mírese al espejo y compárese. Verá que no hay nadie como usted.

Usted es famoso, especial, porque es un ser único y puede lograr lo que quiera en la vida. Así como yo le estoy escribiendo mi libro que para mí fue un sueño y hoy lo estoy haciendo realidad. Cada meta que usted se proponga, la logrará con esfuerzo y dedicación.

Para la mujer, la confianza en uno mismo es sumamente importante, ya que ninguna mujer se desnuda delante de un hombre al que no le tenga un poco de confianza. Y más aún, hay muchas mujeres que no se toman el tiempo de conocerlo si tienen la sensación de que usted no tiene esa confianza. Por eso, debe tener confianza para poder transmitírsela a la mujer y para que ella pueda percibirla.

Confianza es "yo puedo", no necesito pensar en lo material para lograr nada, tengo la capacidad como ser humano de lograrlo, no importa si es feo o bonito, lo importante es tener confianza.

Confíe en usted mismo y verá cómo todos a su alrededor comienzan a tener más confianza en usted. Las personas empezarán a preguntarse ¿de dónde le sale tanta confianza? La confianza es la actitud o una seguridad que usted tenga de algo que logrará en el futuro, y así es como debe pensar cuando se vaya a acercar a una mujer.

Hombre, recuerde cuanta más confianza tenga en usted mismo más se interesará la otra persona en querer conocerlo, y cuanto más conocimiento tiene la otra persona de usted, pues más confianza tendrá.

2. Mente positiva

Este es el segundo paso, una mente negativa no llega a nada o no consigue nada en la vida y, como escribí al principio del libro, todo hombre tiene la oportunidad de salir o estar con cualquier mujer en este mundo.

Cuando usted como hombre entienda este concepto, aumentará la posibilidad de obtener ese número de teléfono o esa primera cita. Debe tener una mente positiva siempre.

La mente es demasiada poderosa y si comienza a pensar que usted no va a poder lograr conseguir el número de esa persona o salir con ella, así será, créame. Debe liberar su mente y creer en usted, ya que si usted no cree en usted mismo la otra persona tampoco lo hará. Créame que así será.

Antes de acercarse a esa persona, piense que ya tiene su número de teléfono, que va a salir con ella o que conseguirá una cita. Piense que ella le dio un sí, imagínese que ustedes ya se conocían para que en su mente exista esa confianza que le permitirá lograrlo.

No intente dar un solo paso hacia esa persona si está pensando negativamente o si se siente impresionado: recuerde que usted es único en esta vida, eso lo hace a usted especial.

Si se siente impresionado, trate de controlarse y repítase que sí puede lograrlo, que usted es el candidato especial para ella, olvídese del lugar, las luces, la música, de la personas que lo rodean y enfóquese en ella, piense que no hay nada más alrededor, solo usted y ella, háblele a su mente y dígale que usted después de esa primera conversación terminará con el teléfono y con una segunda oportunidad de volver a verla.

La mayoría de las veces que las mujeres se niegan a darnos a los hombres el número de teléfono o una segunda cita es porque nos intimidamos o tenemos esa negatividad en nuestro cuerpo mucho antes de que nosotros nos acerquemos a ellas.

Sí, lo sé, hay muchas mujeres que nos impresionan, ya sea por su belleza, ya sea por su inteligencia, también eso es normal. La mujer es un ser bello, por eso, siempre se nos presentarán esas personan que nos impresionen; pero ese es momento cuando más debemos poner de nuestra parte y decir: "Yo puedo"; ella es un ser bello, pero yo soy el candidato especial para ella.

3. Saber escuchar

La mayoría de hombres no entienden o no comprenden este tema que voy a desarrollar paso a paso: "Las mujeres están atentas a todo lo que usted habla".

Aquí le escribo la diferencia entre oír y escuchar.

Oír: percibir palabras y sonidos, distinguir sonidos.

Escuchar: percibir y comprender las palabras. Percibir el estado de ánimo de quien habla.

Oír es percibir a través del oído, mientras que escuchar es entender y comprender.

Cuando oímos algo, no necesariamente escuchamos, como por ejemplo, si una persona hace una pregunta y usted le responde ¿qué me preguntaste? Eso es oír. Mientras que si hubiera escuchado la pregunta, le hubiese respondido inmediatamente.

Por lo general, la mujer es muy expresiva, le gusta hablar mucho cuando le presentan sobre cualquier tema. Por eso, es de suma importancia que usted se concentre cuando se acerque a una mujer que le gusta, le preste toda su atención a ella o a las amigas que estén a su alrededor. A toda mujer, le encanta que la escuchen; la mujer quiere saber qué tan atento a ella está usted en ese momento. Por lo tanto, más adelante ella le preguntará sobre temas de cuando se conocieron y si usted estaba con la mente en otro lado, la mujer no dejará pasar ese momento para decirle: "Yo te lo mencioné".

4. Respetar

Cuando vaya a acercarse a una mujer, deberá tener un comportamiento respetuoso para que ella no se desencante en el primer momento que usted le hable, ya que muchas mujeres repiten siempre lo mismo, como mencioné anteriormente: "Él es lindo, pero no sabe hablar". Así como "Él se ve muy bien, pero cuando abre la boca se vuelve un monstruo". Esas son algunas de las palabras que las mujeres utilizan cuando un hombre las decepciona faltándoles el respeto.

Sí, es verdad, hay muchas mujeres a quienes les encanta que les hablen de forma vulgar desde el primer momento, pero la mayoría prefiere que el hombre se mida, que no pase de ciertos límites, especialmente una dama.

Trate de hablar en un lenguaje que a ella le resulte accesible y que ella pueda entenderlo y sentirse cómoda, no utilice palabras vulgares porque esto puede causarle problemas en el mismo momento o, peor aún, cuando la mujer se aleje.

Hágala sentir una dama. Lamentablemente, muchos hombres no lo hacen; esta puede ser la primera vez que un hombre le diga tantas cosas bonitas que ella nunca se hubiera imaginado que un hombre alguna vez se las diría.

5. Sencillez y humildad

Cuanto más sencillo es el hombre, más rápido se gana a una mujer porque, independientemente de que el hombre tenga o no tenga posibilidades económicas, la mujer ve la humildad como una cualidad, pero nunca debemos confundir humildad con falta de deseo de superarse o con falta de ambición porque son dos cosas diferentes. El hombre tiene que trazarse metas, ya que más adelante hablará acerca de ellas; además, la mujer valora a un hombre que es emprendedor y que tiene muchos sueños y metas.

Espere a que la mujer descubra cada bien material que usted posee, no le cuente toda su vida en cinco minutos, solo hable lo necesario y espere a que ella descubra con el tiempo lo que usted posee.

La curiosidad es algo que tenemos todos, y es preferible que deje la mayoría de las cosas sobre las que quiere hablarle para la segunda oportunidad, ya sea que hablen por teléfono o vayan a un encuentro. El hombre misterioso es un hombre interesante y a una mujer le llamará mucho la atención descubrir quién es usted.

Comprenda la siguiente frase: "Usted no es mejor que ningún hombre "y "Ningún hombre es mejor que usted". Así como otro hombre puede salir o presentarle a usted una mujer elegante, usted tendrá la oportunidad de hacer lo mismo, porque cada persona tiene su turno o su tiempo.

Comprenda que con humildad llegará más lejos que con prepotencia, y esto no es una excepción con las mujeres.

Una persona prepotente que comience a hablar de lo material se expone a que la mujer solo quiera y necesite hablar de eso.

Debe tratar en lo posible de no tocar el tema "yo tengo", pues esto es lo que la mayoría de los hombres hacen, y a usted le gustaría ser diferente, puesto que al ser humano, o mejor dicho a la mujer, le encanta lo diferente.

Cuando usted se muestra como un hombre diferente (humilde), la mujer se impresiona, pues está acostumbrada a que le hablen sobre los mismos temas, algo que desarrollaré a continuación.

6. Información o temas para hablar

Este tema es de suma importancia, ya que muchas mujeres se quejan de los hombres elegantes, de buena presencia y siempre dicen: "Pero no saben hablar o no saben tener una conversación con una mujer".

Muchas amigas mías siempre me dicen que la mayoría de los hombres no sabe hablar, no saben exponer un tema. Este capítulo ayudará a todo hombre que tenga ese problema.

Es muy importante que el hombre se prepare, ya que deber estar listo para encarar cualquier tema que una mujer quiera exponer. Por eso, todos los días, trate de leer el periódico, mirar las noticias por la computadora o simplemente leer algunos temas de interés porque esto lo ayudará en el momento en que esté conversando con esa persona por primera vez.

Este es el quinto tema más importante porque con este paso estimulará a esa mujer al máximo o la llevará a comentar los puntos que realmente le interesan. Después de que usted haya aplicado en su interior los cuatro pasos anteriores que ya le expliqué, llegará la hora de la verdad. Usted deberá estar preparado en su interior para aplicar este paso que es el más difícil para muchos hombres, y los entiendo.

Pero muchos hombres no saben que "El que arriesga gana, y el mundo es de los que se atreven". No se gana si no se arriesga. Va a ser peor cuando se vaya a su casa lamentándose de lo que debió hacer y no pudo por temor al rechazo.

Acérquese a ella, lo primero que va a hacer es tener contacto visual. ¿Sabía usted que cuando mira a otra persona a los ojos atrae toda la atención posible?

Puede buscar cualquier excusa para presentarse, como por ejemplo: "Estaba pasando y tuve que detenerme a ver la belleza de su cabello". Esto es solo un ejemplo, puede usar cualquiera de los encantos que usted encuentre atractivos en esa mujer.

Después, viene la introducción, le dice su nombre o si ella está con un grupo de amigas, entonces, le tocará hablar en plural y llamar la atención de todas. Antes de que la mujer hable, debe saber esto para que lo vaya analizando: todos sabemos cómo hombres que la mujer tarda mucho tiempo para arreglarse: el pelo, el vestido, las uñas, el maquillaje, la ropa interior, pero lo que no sabemos cómo hombres es que la mujer si compra una pieza nueva se mira en el espejo toda la noche y estará esperando que alguien, o sea, usted, hombre, le diga cómo le queda.

Debe poner atención a su vestimenta de los pies a la cabeza porque ella estará anhelando que le mencionen o le elogien ese detalle, y esto puede ser la clave de su conquista.

Aquí comienza la parte más interesante, que es cuando la mujer habla. Debe prestar ciento por ciento de atención a todo lo que ella dice. La misma mujer le dará las palabras o claves secretas, a través de las cuales usted podrá encontrar sus puntos de interés, como por ejemplo: si ella comienza a contarle que trabaja en algún campo de la medicina, no salte de ese tema y quiera hablar de motores, siga la misma temática que ella comenzó para así continuar el mismo ritmo de su conversación. Otra opción es que usted escoja un tema general para que ella pueda opinar acerca del contenido que usted quiere exponer. Cuando la mujer habla, usted no la interrumpe, ya que usted debe darle a entender que le está prestando toda su atención.

Si es una mujer a la que le gusta hablar mucho, mejor todavía, porque cuanta más información ella le suministre, usted encontrará más palabras secretas o puntos de interés para extender la conversación.

Siempre mírela a los ojos, esto comenzará a darle un poco de confianza a ella para seguir dialogando; transmítale una energía positiva mediante el movimiento de la cara, los ojos, etcétera.

Si no tiene nada de qué hablar, dígale lo hermosa que es; no importa cuántas veces se lo repita. La mujer nunca se cansa de escuchar que le digan lo bella que se ve. Pregúntele qué le gusta hacer. Una vez que ella le responda, piense en ese tema y desarróllelo con ella; esa puede ser otra manera de encontrar un punto entre ambos.

Dígale, simplemente, que le gustaría que le contara un poco más acerca de lo que ella hace, y esa será su tarea cuando tenga tiempo libre: buscar información acerca del trabajo de ella o de lo que a ella le gusta hacer. Estas son las palabras clave que usted debe tomar, debe olvidarse de usted y centrarse en lo que le gusta a ella.

Otro consejo: cuando hable, trate de no tocar los mismos temas sobre los que habla la mayoría de los hombres: carros, dinero, etcétera. En fin, bienes materiales, deje que la mujer vaya descubriendo eso en su momento y no trate de comprarla o enseñarle lo que tiene: cada cosa a su tiempo.

Sea diferente y original. Creo que a cada mujer o a cada ser humano le gusta lo diferente. Cuando una mujer ve a un hombre con postura y que habla diferente a los demás, se estimula o impresiona.

Dígale lo bonito que le queda el vestido o esa ropa que tiene puesta, que le gustaría conocerla más a fondo o que quisiera tener otra oportunidad para saber más de ella.

Otra cosa muy interesante: háblele siempre con mucha pasión, a las mujeres les encanta ese tono de voz apasionado.

Una vez que tiene su número telefónico, llega el momento de dejarla intrigada o con deseos de volver a hablar. ¿Cómo conseguiremos eso? En el momento que usted note que la conversación va hacia una pausa, se despide y le dice que fue un placer conocerla, pero que debe retirarse. Si ella aún no le ha dado su número de teléfono, antes de acercarse a ella, usted hombre anota su número en un papel y cuando se despide, se lo entrega, y luego se marcha.

Aquí, cuando se marchan a su casa, comienza en la mayoría de los hombres otra confusión. Que la mujer le haya dado el número de teléfono no significa que ya está todo terminado, al contrario, aquí comienza la segunda parte, que es la comunicación y la confianza. Lea bien esta frase: "No pasará nada con ninguna mujer si usted no le transmite aunque sea un poco de confianza".

En fin, si aún usted no ha llegado a una conclusión sobre todo lo que he escrito, le dejo esta: "La mujer es un ser que usa el sentido del oído más que cualquier otro en cuanto a cosas amorosas se refiere". Primero, ellas miran cómo miramos todos, pero al fin el convencimiento entra por el oído.

Otras herramientas

7. Paciencia

Todos sabemos que la paciencia es una virtud, una virtud que no todos tenemos, pero que trabaja muy bien cuando usted la practica correctamente y que, en el que caso de una mujer, es algo primordial.

Hay muchas situaciones que se presentan hasta en una primera conversación que vayamos a tener con una mujer, como por ejemplo: la mujer no demuestra mucho interés o no me está mirando a los ojos. Debe tener mucha paciencia y calma para saber manejar esos puntos. Soportar los contratiempos y dificultades que nos presenta una mujer es para inteligentes, es lo que se necesita para lograr llegar a la meta, que es estar con ella.

La paciencia es un rasgo de una persona madura. Si usted es un hombre lanzado y precipitado, perderá mucho pero mucho a la hora de acercarse a una mujer, porque como mencioné en las técnicas anteriores: debe aprender a escuchar a una mujer y esperar a que ella hable y termine.

8. Un trabajo

¿Por qué escribo un trabajo en otras herramientas? Porque a la mayoría de las mujeres les gusta sentirse seguras. A ellas les interesa saber qué futuro pueden tener con usted o si el camino que van a iniciar con usted será seguro.

También, dependiendo de qué tipo de trabajo usted tenga, la mujer puede identificarse con lo que usted hace, ya que puede encontrar puntos de interés con su oficio.

Si este es el caso, entonces tendrá ganado un paso porque puede usar ese tema como arma principal para conquistarla. Enfóquese en él como motivo para extender la conversación.

Si esa mujer no encuentra algo en común con su trabajo, pues debe saber que no todo está perdido, ya que las mujeres son muy sensibles, entonces, si a usted le gusta hacer donaciones, puede mencionar que ayuda a personas o a cualquier institución específica. Esto le permitirá a esa mujer percibir automáticamente que usted es una persona que no solo piensa en usted, sino también en los demás, así como pensará en ella siempre, algo que para ellas es muy importante porque les encanta llamar la atención de ese hombre las veinticuatro horas.

9. Sentido del humor

A ninguna mujer le gusta un hombre aburrido, el sentido del humor es un arma que debe usar cuando vaya a conquistar a una mujer. Además de que el sentido del humor es excelente para la salud, lo ayudará para que esa mujer le tenga un poco de confianza al hacerla reír.

Algo importante que debe saber el hombre es que esa mujer a la que desea conquistar, a lo mejor, está pasando por una situación o por un momento no muy agradable, entonces, el humor puede ser otra clave para acercarse a ella.

Hacer reír a una mujer en un momento difícil es un punto bastante importante a su favor, ya que ella querrá seguir escuchándolo para así dejar un poco el estrés u olvidar esa pena que lleva consigo.

La situación de la mujer

Luego de abordar a la mujer, el hombre se hace estas preguntas: ¿Por qué no puedo hacerla mi novia? ¿Por qué no puedo mantenerla cerca de mí? ¿Pasó algo entre nosotros que hace que ella se esté alejando? ¿Todo iba muy bien, y un día ella amaneció diciendo que ya no quería estar conmigo?

Todo en la vida tiene una razón; las cosas no suceden porque sí. Si usted ya conoció a una persona, salió con ella y después tuvo una relación, y ella simplemente desapareció cuando usted creía que estaba todo lindo y normal, algo estuvo mal y no simplemente con usted hombre.

Para que se establezca una relación entre dos personas, tienen que estar presentes el tiempo correcto, dos personas dispuestas y la ilusión, que es lo primero que una persona comienza a sentir por la otra.

Una de las razones por la cual una mujer se aleja de un hombre o no quiere una relación con él después de haber pasado todo lo que mencioné en el párrafo anterior es porque esa mujer aún está atrapada en su pasado. Recuerde que la mujer es sentimental y, si su corazón aún le pertenece a otra persona, tomará tiempo que se olvide o que deje de extrañarlo.

También, puede ser que esa mujer haya pasado por una mala experiencia y solo quiera disfrutar el momento y no quiera ningún compromiso o sienta miedo de volver a pasar por esa misma mala experiencia pasada. Usted debe tener la paciencia necesaria para darle la oportunidad de cerrar esa herida y ganar confianza en usted.

Además, usted debe contemplar que quizá pueda gustarle otra persona más. Si este es el caso, la mujer comenzará a comparar a uno con el otro. Pero siempre tenga confianza en usted mismo, nunca la pierda. Finalmente, casi siempre, termina ganando quien le diga a la mujer esas palabras que ella espera escuchar.

Otra cosa muy importante: debe tener cuidado con las redes sociales, en estos momentos, cualquier persona puede mirar su perfil y, si esa mujer puede ver el perfil del hombre que intenta conquistarla, puede que lo que vea no le guste y se desencante.

La química es algo muy importante, algunas mujeres se quejan de la química, pero los pasos que le di en los capítulos anteriores, estoy seguro de que lo ayudarán mucho; igualmente, sea siempre usted mismo.

Nadie sabe lo que la otra persona está pensando o lo que le está pasando, por eso, no sabemos cómo amanecerá cada día. Le recomiendo que siempre esté preparado mentalmente para que ella esté interesada hoy, pero quizá mañana no porque tendrá sus razones, el tiempo nos revelará qué le sucede.

Trate de no enfocarse mucho en lo que le esté pasando a ella o simplemente trate de no buscar lo que no se le ha perdido porque puede encontrarse con una desilusión bien grande; es mejor dejar las cosas como quedaron en ese momento y que usted siga centrado en sus proyectos y metas, el tiempo se encargará de darle la respuesta más adelante y explicarle por qué no pudo estar con esa persona en ese momento.

El hombre moderno

1. Tecnología

El hombre del siglo veintiuno está concentrado en conseguir u obtener bienes materiales para poder llamar la atención de la mujer que le gusta. De lo que muchos hombres no se dan cuenta, y más aún los jóvenes, es de que la mayoría de las mujeres sabe que el hombre tiene el tipo de pensamiento que describí en el capítulo anterior: saben que los hombres tienen la autoestima baja.

La tecnología que estamos usando en estos tiempos, relacionada con los mensajes de texto, está convirtiendo a los hombres en máquinas. Si bien no tiene nada de malo mandar mensajes, hay que pensar que las mujeres prefieren más un hombre que un robot.

Siguiendo con el capítulo de las herramientas para estimular, a la mujer se la llama por teléfono después de conocerla, no se le manda mensajes de texto. Además, trate de hacerlo a una hora que usted crea que ella está libre, información que debe haber obtenido en el momento que se conocieron. Esto hará que la mujer comience a tener confianza en usted, la clave principal para seguir conquistándola.

Recuerde bien: Los mensajes de texto, en la mayoría de los casos, son mal interpretados. Las personas toman los mensajes de acuerdo con su percepción. Puede suceder que lo que para usted es algo chistoso para la

mujer sea un insulto, lo que lo pondría en una situación muy difícil si ella llegara a ofenderse por uno de sus mensajes.

En fin, el hombre debe llamar y así tendrá más contacto, debe escuchar la voz de la mujer. No será lo mismo si le dice algún atributo como: "¡Qué bella eres! "O "Me gustó tu vestido" con su propia voz a que le mande un mensaje de texto.

Los mensajes de textos se pueden interpretar de una manera errónea y no de la manera que son en realidad, mientras que en una llamada se puede sentir en el tono de voz si a la mujer le encantó lo que usted dijo.

Cuando hable con esa mujer, acuérdese de saludarla o despedirla, por ejemplo: "Buenas noches, espero que las estrellas continúen iluminando tu belleza". Las mujeres saben que son preciosas, pero les encanta que se lo repitan.

Algo muy importante que debe saber es que cuando usted esté pensando en invitarla a salir, créame, ella ya habrá estado esperando la pregunta. Yo le recomiendo que piense bien dónde la invitará porque a toda mujer le gusta lo diferente, así que piense muy bien el lugar, que no sea el mismo al que todos los hombres están acostumbrados a invitar a una mujer.

2. Bebidas alcohólicas

El hombre moderno se ha dado a la tarea de impresionar a otros hombres y también a la mujer por medio de bebidas alcohólicas. La mayoría de los hombres está tomando bebidas que ni siquiera le gustan con el propósito de creerse importantes, de tener mucho valor, clase, capacidad de humillar, etcétera.

¿Por qué muchos hombres lo hacen? Como dije anteriormente, para impresionar a otros u a otras, alimentar su ego, humillar, aparentar lo que no son.

Compramos estos tipos de bebidas y no sabemos qué estamos consumiendo o qué estamos ofreciendo. Aquí le enseñaré la raíz de algunos tipos de bebidas populares, como por ejemplo: el ron viene del azúcar, el whisky sale del maíz, el tequila sale del agave, un tipo de planta parecida al cactus, y el vodka es agua y etanol.

Muchas veces bebemos en un club o discoteca para que la mujer piense que tenemos dinero o que pertenecemos a una clase social alta, pero recuerde lo siguiente: "Con clase se nace, la clase no se hace". El dinero o las bebidas caras no indican que usted tenga clase.

Una de las cosas que identifica a una persona con clase es su estilo único. El no seguir a la masa o grupo de gentes. Cuando usted trata de humillar o impresionar, una mujer intelectual se da cuenta de que usted posee una autoestima baja.

Le daré algunos consejos para llamar la atención de una mujer sin tener que gastarse una fortuna en un club o discoteca o en otros lugares.

1. Enviar una servilleta que diga: "Me gustas "o "Me encanta tu pelo "puede hacer que en un momento en que entre a un baño o hasta en el mismo lugar en que usted está parado se inicie la conversación con ella.
2. Regalar una flor. Regularmente, en casi todos los clubs o discotecas tienen flores, usted puede comprar muchas, pero solo entregue una, ya que lo importante es que sea diferente a los demás.
3- Conseguir un dulce. Normalmente, los venden dentro de la discoteca o club. Guárdelo muy bien para cuando llegue la ocasión de entregárselo con el fin de poder llamar su atención y comenzar una conversación.

En conclusión, recuerde que el más atractivo no es el que llama más la atención en cuanto a lo material, sino el que la llama al oído. Por más que usted haga alarde o por más que usted quiera aparentar, si no le habla de la forma correcta al oído, tiene casi perdida la batalla. Como mencioné en los capítulos anteriores, siempre confíe en usted, nadie va a confiar en usted si usted no confía en sí mismo, trate de ser siempre diferente, no sea un seguidor sino un líder.

3. El hombre detallista

En el tema del detalle hacia la mujer, muchos hombres nos hemos confundido, hay hombres detallistas y otros que no lo son.

La pregunta que usted debe hacerse es ¿cómo les gustan los hombres a las mujeres, detallistas o no?

A toda mujer, le gusta un hombre detallista, pero recuerde que todo en la vida debe estar en perfecto equilibrio, ni ser muy detallista ni dejar de serlo.

Cuando hablamos de un hombre detallista, lo primero que pensará, usted, es en un hombre que compra un teléfono con alto valor monetario, un carro, etcétera. En fin, algo muy costoso, pero hoy le digo que nos equivocamos al pensar así, ya que la mujer no piensa de esa manera.

A ellas les encantan los detalles por varias razones, una de ellas o la más importante son porque desean que el hombre siempre piense en ellas, que siempre que vaya a algún lugar, piense o se preocupe por ellas.

Recuerde, la mujer es un ser que piensa las veinticuatro horas del día y le interesa saber si usted, cuando sale, está pendiente de ella.

Ahí es donde un detalle entra en el juego, porque indica que usted tiene a esa persona en su mente. A toda mujer le gusta un hombre atento, que se preocupe por ella.

Gay frente a hombre

En este capítulo, quiero explicar muchas de las similitudes que existen entre numerosos gays y las mujeres; además, cómo nosotros, los hombres, podemos aprender de la relación y de la química que existe entre ellos. Uno como hombre se pregunta: ¿Cómo puede ser que muchos gays lleguen a tener rápidamente puntos de interés con las mujeres? y ¿por qué esas mujeres les prestan toda la atención del mundo? Este capítulo lo escribo con el objetivo de que nosotros, los hombres, podamos aprender de ellos para cuando tengamos a una mujer enfrente.

En mi familia hay un miembro que es gay. La mayoría de las veces compartimos salidas cuando vamos a las discotecas o a diferentes lugares. Ahí es donde me doy cuenta de lo impresionante que es ver cómo llama la atención de las chicas que están a su alrededor. Pero más aún, me ha impresionado lo que hablan. ¿Por qué la mayoría de las mujeres les prestan tanta atención y hasta se puede observar lo contentas que están alrededor de ellos? La respuesta es que tienen pensamientos similares y, por esto, sus cerebros se conectan mucho más rápido de lo que lo hacen un hombre y una mujer.

Cuando le pregunté a este miembro de mi familia que es gay: "¿Por qué les encanta tanto a las mujeres cuando tú les hablas?" Lo que me respondió fue impresionante, ya que muchos hombres no se dan cuenta o tienen miedo de llamar la atención de la mujer.

Él me respondió: "Ustedes los hombres heterosexuales no son tan detallistas como nosotros o no son tan apasionados como muchos de nosotros. Ustedes les dicen a las mujeres: "¡Qué caliente estás!", "¡Mami linda!", etcétera.

Los gays hablamos con ellas fijándonos en los detalles, como por ejemplo: "Ese vestido te queda lindo con esos zapatos", "el pelo amarrado te queda bello".

Como dije anteriormente, esa conexión y esos puntos de interés que tienen los gays con las mujeres es lo que a muchos hombres nos falta para conquistar a esa mujer que tanto nos llama la atención.

Piense qué le gustaría a esa mujer que le mencionaran en el momento en que usted fuera a saludarla, por ejemplo, un comentario sobre el pelo, vestido, las uñas, los labios, los ojos, los zapatos, en fin, trate de buscar algo que usted crea que la impresionaría cuando lo mencionara.

Otra cosa muy importante también es que a la mayoría de los gays les encanta decirle a la mujer lo preciosa que se ve. Usted como hombre debe llevar siempre esa arma, no importa cuántas veces le repita a la mujer lo preciosa que es, ella pedirá más. A la mujer le encanta que siempre le recuerden lo bonita y elegante que se ve y sobre todo a algunas que quizá no sienten confianza en sí mismas o no tienen suficiente autoestima.

Sexo

El sexo es algo muy complicado. No muchas personas se atreven a aceptar que el sexo es un arte. Es una combinación en la que, en primer lugar, actúa la mente y, después, reacciona el cuerpo.

Para tener un buen sexo, muchas veces se necesitan estimulantes sexuales, por ejemplo, una bebida alcohólica, así como dormir para que la mente y el cuerpo descansen con el objetivo de que pueda pasarla bien en el encuentro íntimo.

Recuerde, siempre que tenga un acto sexual con una mujer, la primera vez nunca será la mejor a menos que sea la única oportunidad que tenga con esa persona.

Creo firmemente en que cuanto más se conozca el cuerpo, mucho mejor; más puntos de estimulación se podrán encontrar en la mujer.

Con el tiempo, conocerá mucho mejor el cuerpo de esa persona, y la relación se pondrá más interesante; ya que cuanto más descubre, más placer puede tener ella.

1. El pene y la primera impresión

Muchos hombres han pasado por la experiencia de tener una mujer enfrente, impresionarse y descubrir, entonces, que el pene no les funciona.

Hoy en día les diré que esto no es algo para preocuparse. A causa de nuestro ego, no queremos hablar de este tema con ningún otro hombre porque no queremos que esa persona piense que no somos capaces de tener una erección con una mujer, pero no hay por qué preocuparse, es algo completamente normal.

Sé que puede estar preguntándose ¿por qué con mi novia sí funciono y cuando rompimos traté de estar con otra persona y no sé qué paso? Esto es completamente normal, como dije anteriormente. A veces, nosotros como hombres nos encerramos en nuestra mente y creemos que tenemos que salir vencedores siempre, pero no es así.

El pene funciona con la mente, recuerde siempre eso. Si a usted le gusta mucho esa mujer y va a la cama con ella y mentalmente usted comienza a hacer el amor sin tocarla, ese es un error gravísimo, que muchos cometemos.

A veces, también tenemos mucho estrés, problemas de trabajo, tareas pendientes, conflictos familiares, etcétera, un sinnúmero de problemas que nos ocupan la mente y, por eso, pasan estas cosas y ni siquiera nos damos cuenta de lo tan ocupada que está nuestra mente con estos problemas.

Es por eso por lo que con la novia no hay ningún problema, porque la confianza juega un papel sumamente importante. La confianza entre dos personas es esencial, cuanta más confianza tenga, mejor será el sexo.

Le quiero decir que no todo está perdido si el pene no funcionó la primera vez que fue a la cama con una persona. Lo importante será tratar de conseguir una segunda cita u otra oportunidad para poder entregarse mejor y con más confianza.

Lo logrará de la siguiente manera:

La mujer pensará que ella falló en algo. Su trabajo como hombre será decirle que no, que su belleza lo impresionó y que el estrés que ha tenido últimamente es la causa por la que usted no tuvo una erección, o también puede decirle que usted está muy nervioso. Es algo completamente normal.

Una vez que consiga una segunda oportunidad, mis recomendaciones son las siguientes:

-Vaya con la mente positiva y no trate de pensar mucho en eso.

-Si tiene que beberse un estimulante sexual, hágalo, no será ni el primero ni el último.

-Si puede, bébase un traguito de alcohol, ya que con esto puede relajar la mente y el cuerpo.

-Cuando esté frente a ella, trate de no pensar en hacer el amor antes de tocarla, esto puede bloquearlo de nuevo.

-Comience primero a jugar, a tocarla para prepararse para el acto.

2. Caricias estimulantes

Acerca de este tema, muchas pero muchas mujeres siempre se quejan porque dicen o piensan que los hombres, a veces, no saben qué hacer ni cómo estimularlas para poder complacerlas.

La mayoría de las mujeres siempre comentan entre sí: "Este hombre solo me dio un beso y tuvimos relaciones "o "Este hombre no me hizo ni una sola caricia".

Algo muy importante que hay que tener en cuenta es el tema de las caricias estimulantes, ya que forman parte del acto sexual y son una preparación para que usted como hombre tenga indicios de cómo tratar a esa mujer y fundamentalmente de cómo complacerla.

Las caricias estimulantes pueden comenzar por una mirada y llegar a un beso en la espalda. A continuación, le daré algunos consejos o secretos de aquellos lugares donde a las mujeres les gusta que las besen o toquen.

-Besarlas detrás de las orejas es algo muy estimulante, ya que esa es una parte muy sensible de su cuerpo.

-Besarlas en la parte de atrás del cuello.

-Acariciarlas por todo el cuerpo mientras las miran a los ojos, para que ellas tomen más confianza y puedan entregarse más.

-Besarlas debajo de la espalda, por encima del trasero, en las caderas.

Nota: Cada mujer es diferente y el trabajo de un hombre es encontrar esos puntos que a ella la estimulan y en los que desea que la besen o la toquen. Otro tema a tener en cuenta es durante cuánto tiempo le gusta que la toquen. Le recomiendo que se tome todo su tiempo para esto.

3. El tamaño del pene

Desde hace tiempo, se ha venido hablando acerca de si es cierto que hay que tener el pene grande para satisfacer a una mujer. Incluso, todos los días nos encontramos con diferentes promociones que incitan a aumentar el tamaño del pene y tratan de convencer a los hombres de que cuanto más grande es el pene, mucho mejor para satisfacer a una mujer.

Idea un tanto novedosa, ya que no hace tanto tiempo el hombre no se enfocaba en el tamaño de su miembro ni hablaba de sexo porque era un tema tabú.

Para ser lo más objetivo y claro posible en el desarrollo de este tema, busqué otras opiniones además de la mía. Formé un equipo de trabajo con un grupo de mujeres para que me ayudaran a entender más sobre este tema y juntos pudiéramos llegar a los mejores resultados con el propósito de informarlo y que usted tuviera la oportunidad de identificarse con estas opiniones.

Las personas que participaron en este proyecto dieron su opinión voluntariamente y se expresaron sin ninguna presión, hablaron con mucha sinceridad para que así todos pudiéramos enterarnos de su opinión con respecto a este tema.

Lo que me pareció más interesante no fue tanto que ellas hablaran del tamaño, sino que todas mencionaron la frase "deben complacerme". Esto me pareció un llamado de atención para que nosotros los hombres tomemos conciencia de que no todos estamos complaciendo a las mujeres.

¿Realmente importa el tamaño del pene para satisfacer a una mujer?

Las personas encuestadas fueron veinticinco mujeres de veintiuno a treinta y cinco años. Para obtener resultados claros y de fácil comprensión, les pedí que las respuestas las hicieran en forma escrita y en forma gráfica. La síntesis de la encuesta es la siguiente:

Dieciséis mujeres opinaron que sí importa el tamaño del pene para obtener satisfacción.

Nueve mujeres opinaron que no importa el tamaño del pene para obtener satisfacción.

Voy a mencionar algunas de las razones que dieron en su argumentación.

Para las dieciséis mujeres que opinaron que el tamaño les importa, las razones fueron las siguientes:

- La forma es mejor.
- Se sienten más las venas.
- Puedo lubricar mucho mejor.
- Se siente mucho más.
- Tengo más deseos.
- El grande no tiene que trabajar tanto como el pequeño, lo prefiero mejor así.
- Si tiene el pene grande, no tengo que salir a buscar otro.

Para las nueve mujeres que opinaron que el tamaño no les importa, las razones fueron las siguientes:
- El grande es doloroso.
- Si me gusta el hombre, no me importa.
- No importa el tamaño, lo importante es el movimiento.
- Me gusta todo lo pequeño.
- Los penes pequeños son más juguetones.

En la figura siguiente, vemos como la mayoría opinó que el pene grande sí importa. La columna azul representa a las dieciséis mujeres que dijeron que lo prefieren grande, mientras que la columna azul representa a las nueve mujeres que lo prefieren pequeño.

Mi opinión personal es que la satisfacción depende de la posición para alcanzar el g spot de la mujer, del movimiento y de la textura del pene.

4. El hombre y el beso negro

Este es un tema bastante controversial en estos momentos. A muchos hombres les gusta y a muchos no. La pregunta que varias personas se hacen es ¿qué piensan los demás acerca de esta práctica? ¿El hombre está seguro de sí mismo cuando practica esto?

Para poder responder a esta pregunta, les realicé una encuesta a dieciocho personas de entre dieciocho y treinta cinco años.

Para empezar a hablar del tema, me parece importante aclarar a qué se llama un hombre heterosexual. Un hombre heterosexual es una persona

que elige a una persona del sexo opuesto para mantener relaciones sentimentales o sexuales.

Primera pregunta: ¿Si la mujer besa al hombre voluntariamente en el ano, ustedes, los hombres, consideran que ese hombre no es heterosexual?

Ochos hombres respondieron que sí, que esa persona es heterosexual o que no está a prueba su elección sexual.

Dos hombres respondieron que no, que esa persona no es heterosexual.

Siete mujeres opinaron que ese hombre es heterosexual y que no está a prueba su elección sexual.

Una mujer opinó que ese hombre no es heterosexual.

En la figura de abajo, se muestran las opiniones de los hombres y de las mujeres. Las columnas azul y celeste representan a los hombres, mientras que la roja y la rosada, a las mujeres.

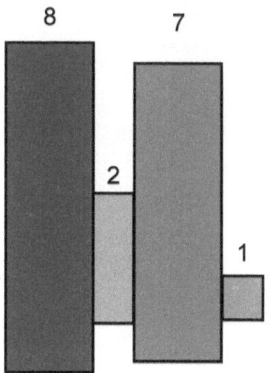

Segunda pregunta: Si en el transcurso del acto sexual el hombre pide que le besen el ano, ¿ese hombre es heterosexual?

Siete hombres opinaron que no, que ese hombre no es heterosexual.

Tres hombres opinaron que ese hombre es heterosexual.

Ocho mujeres opinaron que ese hombre no es heterosexual.

En la figura de abajo, se muestran las opiniones de los hombres y de las mujeres. Las columnas azul y celeste representan a los hombres; la roja y la rosada, a las mujeres.

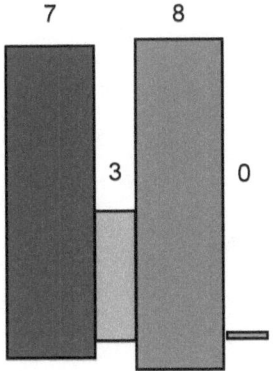

En mi opinión personal, creo que lo primero es que cada hombre debe de estar seguro de sí mismo antes de hacer cualquier cosa, creo que eso es lo más importante.

Parejas

Este tema está dedicado a todas esas personas que están comenzando una relación y que desean permanecer con esa persona por mucho tiempo, ya que los medios de comunicación están influenciando a las personas a quedarse solteras.

Como sabemos, es muy difícil mantener una relación y más en estos tiempos donde nadie está dispuesto ni quiere luchar para salvar algo.

Primero comenzaré hablando de la tecnología y de las diferentes redes sociales, que podrían resultar fatales para la vida de la relación.

Si usted es soltera o soltero, sé que está preguntándose ¿cuándo llegará ese hombre o esa mujer que llene mi corazón? Hoy le digo que esa persona llegará en el momento que menos lo espera.

Conozca y disfrute que cuando le llegue su turno estas técnicas que voy a mencionar la pueden utilizar. Si está comenzando una relación, aquí están algunos consejos:

- Sugiero que, al comienzo de la relación, no se agreguen como amigos en las redes sociales, ya que esto está causando bastantes problemas. Crecen los divorcios y las rupturas en la sociedad y con este capítulo, trataremos de construir relaciones estables.

Las redes sociales, cuando se está comenzando una relación, pueden ser una ventana para un rompimiento rápido. Traten de esperar, por lo menos, seis meses para intentar ser amigos por primera vez, con el cuidado que se debe tener en las respectivas cuentas de las redes sociales. Debe darle tiempo a la relación para que madure un poco, con el fin de que lo intente la primera vez y, si causa muchos problemas, deben no intentarlo de nuevo durante un tiempo.

- Cuando discutan, traten de no pensar: "Nos vamos a dejar", sino de buscar una solución, ya que si antes de pelear están pensando en dejarse, créanme que la discusión terminará en el rompimiento de la relación.

- Cuando estén con gente, deben tratar de no discutir o pelear. Esto es algo que se mira muy mal en una pareja. Sé que, a veces, es difícil controlar los impulsos, pero es no imposible. Deben tratar de hacerlo para no verse ridículos frente a la gente. Después, en el carro o cuando llegan a la casa, pueden hablar sobre el problema siempre intentando llegar a una solución.

- El hombre debe seguir insistiendo en los detalles después que entra en una relación y no parar por el simple hecho de que "ella ya es mía". Recuerde que las mujeres son como las flores, debemos regarlas siempre.

- Nunca pare de enamorarla y recuerde que la mayoría de las mujeres que están en una relación se visten para nosotros. No se olvide de eso. Muchos hombres no lo saben y creen que la mujer se está vistiendo solo para lucir bien, pero en realidad, también, es para usted.

- Si van a discutir, deben tratar de lograr un equilibrio. Cuando una persona está alterada, dice muchas cosas peligrosas o hiere a la otra persona. Lo mejor es pensar un poco antes de hablar y cuando uno de los dos sube la voz el otro debe tratar de bajarla para llevar un equilibrio en la conversación.

- Recomiendo que pongan a volar la imaginación. Traten de hacer cosas nuevas. Muchas personas se quedan en la monotonía y el aburrimiento. Comiencen a pensar qué cosas nuevas se pueden hacer en la relación para mejorar y seguir creciendo como pareja.

- Mantengan el equilibrio con las salidas, amistades, etcétera. Hay que dejar el espacio necesario para que su novio(a) pueda extrañarlo(a). Es muy bueno hacer una vida social junta, donde mis amigos sean tus amigos, pero también es recomendable que tengan una vida personal, para dar el tiempo que se necesita para que una persona extrañe a la otra.

Preguntas más frecuentes

1- Cómo atraer a su ex pareja a su vida actual

Cuando me vino este tema a la mente, me impactó bastante porque pensé en todas esas personas que en este momento están sufriendo o pensando mucho en un(a) ex que estuvo en su vida y ya no lo está.

Muchas relaciones se rompen y pasan meses, años, y usted sigue extrañando a esa persona y desea que vuelva a su vida.

No importa de la forma en que una relación se haya roto, lo importante es que usted sea feliz al lado de quien cree que puede hacerlo feliz. Y si eso es algo que desea, le daré las herramientas para que esa persona vuelva a su vida y para que usted puede gozar de ese momento de tanta felicidad que él o ella le brinda.

La pregunta sería ¿cómo atraer a su ex?

Al ser humano, le gusta la competencia. Nos encanta lo imposible, los retos, etcétera. Si hablamos de parejas, esto no es una excepción.

1. Con las redes sociales y con Internet, es más fácil hacer que esa persona vuelva. El ser humano es competitivo, le gustan los retos. Usted puede poner en su perfil una foto con otra persona de diferente sexo para así activar en su ex pareja ese deseo de volver a tenerla(o).

2. Enfóquese muy bien en sus proyectos, luche por lo que quiere. Si aparece una tercera persona, en el momento en que su ex pareja se dé cuenta de que usted está superando la ruptura, comenzará a pensar que perdió una persona luchadora, e intentará buscarlo(a).

Nos encanta lo imposible, lo que no podemos tener, y si usted da estos dos pasos, estoy seguro de que su ex pareja tratará de contactarlo.

El objetivo es llamar la atención de su ex pareja. Con estas tecnologías, ahora es más fácil porque si su ex pareja siente que es un reto, una competencia, o que algo es imposible, que no lo puede tener, seguro, llamará.

2. Por qué los hombres más elegantes no están con las mujeres más bellas, y viceversa

Todos lo que vemos a diario en televisión, revistas, etcétera, son cuerpos lindos y caras bonitas. Todos tratamos de tener esos cuerpos o vernos tan bellos como esas personas. A veces, queremos parecernos a los artistas. Esto hace que me surja una pregunta: ¿por qué las personas que uno considera más elegantes o bellas no están con personas tan hermosas como ellas?

La respuesta es que sería un poco imposible, ya que en la vida hay un balance para todo. Si dos personas son muy elegantes, usted podrá observarlas juntas por un tiempo, pero difícilmente llegarán a estar juntas un largo tiempo o para siempre. Una de las dos tendrá el ego más elevado que la otra, la confianza en sí misma más alta y, entonces, comenzarán los problemas.

Para tener una relación duradera, en una relación siempre tiene que haber un balance, si no es muy probable que se rompa.

3. El hombre mujeriego, la raíz y su debilidad

Algo que las mujeres siempre se preguntan, ¿por qué ese hombre es de esa manera?

El hombre mujeriego se ha caracterizado por tener dos, tres y más mujeres al mismo tiempo. Es una persona con mucha confianza en sí mismo, capaz de enamorar o hablarle a cualquier mujer. No tiene ni siente miedo, su objetivo es tener la mayor cantidad de mujeres posible.

Muchas mujeres se preguntan si yo tengo una relación con él, ¿por qué él desea tener más mujeres? ¿Acaso no soy suficiente? Lamentablemente, muchas mujeres se frustran por este motivo y hasta llegan a pensar que no son capaces de hacer feliz a esa persona.

Las preguntas que hay que hacerse son estas:

1. ¿De dónde viene el hombre mujeriego?
2. ¿Cuáles son sus raíces?
3. ¿Por qué necesita tener varias mujeres?
4. ¿Acaso tiene alguna debilidad?

El hombre mujeriego es el resultado de un sinnúmero de situaciones que vienen de su pasado. Voy a describir las principales:

- Si un niño crece observando que su padre tiene muchas mujeres al mismo tiempo y hasta, a veces, ve situaciones "extrañas" en presencia de su madre o dentro de la propia casa, esto hará que el niño tome como ejemplo estas conductas y las desarrolle en su vida adulta.

- Hay padres que constantemente les repiten a sus hijos: "El hombre debe tener muchas mujeres para ser hombre". Este es otro modo de que ese niño se forme como un hombre mujeriego.

- Un trauma o una mala experiencia en su pasado. Este punto es muy importante para analizar y aprender. Muchos hombres comienzan a estar con muchas mujeres al mismo tiempo como resultado de una primera mala experiencia. Numerosas veces sufrieron, los lastimaron o estuvieron a punto de perder la vida, por eso, crearon sentimientos de odio o mal momentáneo hacia el resto de las mujeres.

- El ser humano es producto del medio ambiente. Muchos hombres ven que sus amigos tienen muchas mujeres simultáneamente y tratan de imitarlos. El hombre lo hace para alimentar su ego y demostrarles a los compañeros que está por encima de cualquiera de ellos. Estas son las principales causas de por qué el hombre es mujeriego.

La pregunta que muchas mujeres se hacen es ¿habrá alguna debilidad? Seguramente que es así, no hay perfección, no hay sistema perfecto, como no hay crimen perfecto.

La debilidad del hombre mujeriego es su propia inseguridad. Como dice el dicho: "El que mucho abarca, poco aprieta". A medida que él sale con varias mujeres, ellas se van cansando del juego y quieren algo más serio.

El hombre se va quedando solo y las va perdiendo. El hombre mujeriego comienza a estar solo. Y va viendo cómo cada una de las mujeres que salían con él, ya no está en su vida. Ellas no están dispuestas a regresar porque se sienten más seguras con otras personas y no en ese juego que él les planteaba.

Es en este momento en que aparecen los síntomas de inseguridad de este hombre, aunque quiera aparentar lo contrario. El miedo a la soledad: un tema sobre el que el hombre mujeriego piensa cada día.

4. Por qué el hombre y la mujer son infieles

La infidelidad ha estado siempre entre nosotros. Hoy en día, se nos hace muy difícil creer en una persona y, más aún, tener un compromiso con ella. La pregunta será ¿qué es la infidelidad? La infidelidad es la carencia de lealtad o el quebrantamiento de cualquier compromiso con la otra persona.

La infidelidad es el rompimiento del compromiso que se tiene con la otra persona, ya sea moral o físico. Hoy en día, experimentamos la infidelidad a diario, ya sea mirando lo que hacen nuestras amistades o simplemente viéndonos a nosotros mismos.

¿Por qué será que somos tan infieles? Todos los días, vemos actuar a personas infieles y en muchos casos llevan una doble relación por largo tiempo.

Tanto en la televisión como en diferentes medios de comunicación, podemos ver cómo la moda es ser infiel. Muchas veces nos dejamos influenciar por lo que vemos y más adelante esto nos causa problemas con nuestras parejas.

Debemos tener cuidado con la infidelidad. En una infidelidad, pueden abrirse los portales de sentimientos, así como la comparación entre su pareja y la persona con quien está haciendo ese acto de infidelidad.

5. Las razones por que los hombres son infieles

- En primer lugar, lea el tema del hombre mujeriego que desarrollé anteriormente, así podrá entender un poco más a los hombres. ¿Por qué esa persona es de la manera que es? Le recuerdo a todas las mujeres: la raíz de un hombre así como el entorno de su crecimiento son sumamente importantes. Cuanto más conozca de él, más podrá comprender algunas situaciones en las que se vea involucrada.

- Muchos hombres caen en la infidelidad solo para terminar con una relación. Durante mucho tiempo, planean cómo le dirán a su novia o esposa que quieren finalizar la relación y como no saben qué decirles, creen que serles infieles será la manera perfecta para ponerle fin a la relación con la pareja actual.

- Muchos hombres se desencantan y quieren probar algo nuevo, están un poco cansados de la monotonía que llevan con la mujer; por lo general, en esos casos, van perdiendo ese apetito sexual que siempre han tenido con su pareja y comienzan a compararla con su amante.

- "Yo creo que ella está con otro hombre, entonces, yo haré lo mismo". Este es el caso de la venganza, el hombre asume algo que muchas veces supone, pero no está cien por cien seguro de que sea así y comienza un juego de quién puede más o quién es más infiel.

- "Todo el mundo lo está haciendo, entonces, yo comenzaré a hacerlo también". Este es el síndrome de hacer lo que uno ve a su alrededor cuando un amigo lo está haciendo y se siente muy feliz. Usted comienza a pensar que va a tener los mismos resultados y piensa "ojos que no ven, corazón que no siente; ella no descubrirá nada y nadie saldrá herido". Pero ¡cuidado! recuerde que la mujer lo sabe absolutamente todo a través de su intuición. A la mujer no se le escapa ningún detalle y está pensando las veinticuatro horas, como lo he mencionado anteriormente.

- "Se me presentó la oportunidad y tuve que aprovecharla". Es muy difícil o casi imposible, para decirlo mejor, que el hombre diga no, ya que cuando se presenta ese momento, los hombres ven la oportunidad alimentar el ego y sentirse bien con ellos mismos.

- "Mi mujer me pelea bastante". Otra excusa que pone el hombre para tomar la decisión de estar con otra mujer, ya que se siente como si fuera un preso en la cárcel y no tiene escapatoria. Piensa que su única opción es estar con otra mujer que no lo moleste. Pero la verdad es que ningún hombre ha pensado que es por eso por lo que somos tan diferentes a las mujeres, porque necesitamos ciertas formas que ellas tienen para diferenciarnos de lo que es hombre y mujer.

- "Se acabó el amor, ya no siento nada por ella". Algunas veces, cuando el hombre pierde los sentimientos hacia su mujer, igualmente se queda con ella por el compromiso asumido y por miedo a que la separación sea dolorosa; entonces, en ese momento, comienza a pensar que quiere estar acompañado por una persona diferente.

6. Las razones por que las mujeres son infieles

- "Quiero sentirme sexy, hacer el papel de la chica mala". En muchos casos, pasa cuando la mujer llama la atención de algunos hombres y la mujer comienza a perder peso, vestirse más sexy, ahí es donde puede comenzar ese acto de infidelidad con otro hombre.

- El hombre a veces está entretenido con otra mujer y no le presta mucha atención a su pareja o a la mujer de su casa. No tienen muchas relaciones sexuales y descuidan a la pareja. Entonces, la mujer quiere experimentar con otro hombre, ya que no siente la atención que se merece.

- "Venganza", algo que muchas mujeres tienen siempre en la mente. "Si el hombre lo hace, yo también lo voy a hacer". Las mujeres quieren demostrarles a los hombres qué se siente cuando nosotros somos infieles.

- Afecto y cariño. Muchas mujeres lo tienen todo en su casa: carros, prendas, dinero, lujos, pero no tienen una de las cosas más importante en una relación, el afecto. A la mujer siempre hay que decirle lo bella que es y hacerla sentir la pieza principal en la vida de un hombre dándole todo el cariño que se merece.

- El hacer lo mismo todos los días así como tener relaciones sexuales siempre en la misma posición van creando esa rutina, esa monotonía, en la cual la mujer siente que está parada siempre en el mismo lugar. Este dicho es muy popular y se aplica en este párrafo: "No dejes de salir con tu mujer o de tener citas". Recuerda que las tradiciones nunca mueren y a las mujeres siempre les gusta ir al cine o a cenar.

- Ser infiel es otra manera de terminar esa relación, ya que a lo mejor ellas no se sienten capaces de terminar algo por el hecho de que no quieren que nadie salga herido. Por esa razón, prefieren hacerlo de esa manera, debido a que no encuentran ninguna escapatoria para arreglar la relación con su pareja actual.

7. La diferencia entre el hombre y la mujer infiel

La diferencia entre la infidelidad del hombre y la de la mujer radica en que la mujer es un ser sentimental y el hombre es un ser un práctico.

Con esto me refiero a que una vez que la mujer tiene problemas con sus sentimientos o con su ego, automáticamente, comienzan las dudas y las comparaciones y entonces mira a otro hombre.

El hombre es más práctico en el sentido de que no sabe decir que no. Para nosotros, los hombres, es mucho más difícil, ya que deseamos demostrarnos a nosotros mismos que somos capaces de satisfacer a más de una mujer. Nos creemos los reyes, y por lo tanto, controlamos y gobernamos cualquier terreno o territorio.

Sin embargo, tanto el hombre como la mujer creamos todas estas excusas para explorar, simplemente. Una exploración que, muchas veces, nos cuenta nuestra relación, los sentimientos de otra persona y que puede llegar a convertirse en un juego fatal; y cuando hablo de fatalidad, me refiero hasta llegar a la muerte.

La infidelidad puede llevar a la pareja a cometer una locura. Cuando hay dudas, automáticamente, entran los celos, y estos pueden llegar a una obsesión tal que tenga un resultado fatal.

Pero la parte más triste, también, es que perdemos.

8. Por qué a usted le gusta la mujer de su mejor amigo o por qué le gusta el hombre de su amiga

Tema bastante controversial. A diario, escuchamos como muchos hombres dicen: "Le quité la mujer a este "o "Yo soy mejor que tú porque esa mujer ahora es mía".

¿Por qué a ciertas personas les encanta la mujer ajena o el hombre ajeno y, peor aún, les gusta la mujer de su mejor amigo y el hombre de su mejor amiga?

Esto pasa porque a los seres humanos nos encanta lo prohibido, lo imposible y los retos que se nos presentan en nuestras vidas.

El ego, automáticamente, se activa. Sobre todo en los hombres que quieren ser mejores o enseñar que tienen el poder de enamorar a cualquier mujer y así se atreven a llamar la atención de la mujer de su mejor amigo.

En el caso de las mujeres, muchas veces lo hacen por envidia. Si una amiga lleva ya un tiempo con su novio y como pareja son felices, ella tratará de conquistar a ese hombre para vivir esa experiencia, ya que a lo mejor está sola.

Muchas veces, son las personas mismas las que crean esa curiosidad en sus mejores amigos(as).

Una mujer que, constantemente, le cuenta a su mejor amiga cómo se lo hace su marido, lo excelente que la pasa en la cama, cómo la trata a diario, etcétera, puede despertar celos en su mejor amiga o, peor aún, el deseo de estar con su marido o pareja, ya que a lo mejor usted como mujer no sabe qué tan vacío puede estar el corazón de su mejor amiga.

El hombre está siempre en constante competencia, necesita demostrar quién es mejor que quién y cuándo le gusta la mujer de su mejor amigo o compañero, solo quiere demostrar que él es mejor que otros. Su ego de hombre se activa y quiere tratar de humillar a otro, algo bastante peligroso, ya que puede terminar en una tragedia o desgracia.

A ellos, yo les diría que hay demasiadas personas solteras en este mundo para que tanto hombres como mujeres se busquen cualquier tipo de problemas. No piensen como los demás y recuerden que lo que va, viene; que quiere decir que aunque traten de estar con esa persona prohibida, no tienen nada asegurado, mañana esa persona les pueden hacer lo mismo a ustedes.

9. Qué hacer en caso de una infidelidad

Este tema lo escribí con el propósito de ayudar a todas aquellas personas que estén pasando por una situación como esta hoy en día; también, para aquellas personas que ya hayan pasado por esta experiencia, hombre o mujer, rico o pobre, elegante o desaliñado, buena persona o mala persona; en fin, a cualquiera de nosotros nos puede pasar. Solo toma cinco segundos y, a veces, ni cuenta nos damos.

Las primeras preguntas que uno se hace en caso de una infidelidad son ¿por qué?, ¿cómo?, ¿cuándo?, ¿dónde? Si usted desea saber por qué el hombre o la mujer lo hacen, lea en detalle el tema desarrollado anteriormente.

Ante todo, cuando usted piense en infidelidad, trate de no pensar que es algo que no le pasará o no le tocará, porque siempre debemos ser realistas: puede pasar y podemos no darnos cuenta de eso. En un día que tiene veinticuatro horas, puede pasar en tan solo minutos o segundos.

Las personas que ya han pasado esta experiencia, si amaron a su pareja, saben que cuando llega ese momento se piensa que el mundo está terminándose, no se sabe qué hacer, cómo reaccionar ante esa situación. El pensamiento que aparece con más fuerza es que todo en la vida ha sido destruido.

¿Qué hacer en este caso?

1. El dolor es momentáneo, no dura para siempre.
2. No fue su culpa, ya que muchas personas se sienten culpables ante esta situación.
3. Vamos a sacar a nuestro yo de esa situación.
4. Vamos a hacer lo que nuestro corazón nos indique.

Mencionadas las técnicas anteriores, comenzaré a desarrollarlas para su mejor comprensión.

El dolor es algo momentáneo al igual que la felicidad, sería casi imposible mantenernos con dolor o felicidad durante mucho tiempo, ya que la vida nos trae muchas situaciones que enfrentamos y superamos porque estamos creados para luchar y seguir adelante a pesar de los problemas que se nos presenten. A veces, nos creemos inmortales y pensamos que este tipo de situaciones no pasarán en nuestra vida, pero las necesitamos para darnos cuenta de que somos humanos.

La culpabilidad que la otra persona nos señala nos lleva a pensar "yo he hecho las cosas mal", pero no es así. Debe saber que cualquier pareja que le sea infiel le está haciendo un favor, porque así se dará cuenta de la persona que tiene a su lado, una realidad que a lo mejor desconocía.

Usted debe saber que es único(a), nadie en este mundo es como usted, no existe otra persona con todas las cualidades y atributos que usted posee. Mírese al espejo y se dará cuenta de que a su alrededor no existe otra persona tan importante en esta vida como usted mismo.

Finalmente, vamos a hacer lo que nuestro corazón desee. Este punto es sumamente importante, ya que muchas personas deciden romper con la persona que les fue infiel y, a veces, tienen miedo de regresar con su ex pareja porque piensan "qué dirá la gente". Si también usted le cuenta a un(a) amiga(o) ese problema, lo primero que le dirá es: "Déjalo o déjala".

Personalmente, cuando ese tema llega a mis manos, le aconsejo a la persona que haga lo que su corazón le dicte porque la vida es demasiado corta, prefiero ver a una persona disfrutando de pocos momentos de felicidad a verla sufriendo en su casa, llorando y hasta pensando en quitarse la vida.

La vida hay que disfrutarla en cada momento, y si usted tiene la oportunidad de disfrutar con esa persona que le fue infiel, aunque sea por unos momentos, hágalo, porque nadie es quién para juzgarlo. Quizá, al final, usted mismo se desilusionará, descubrirá qué es lo más importante, y dejará que las cosas fluyan poco a poco.

10. Cómo saber desde la primera cita cuando una persona le hará daño

Con respecto a este tema, les escribiré uno de los mayores secretos para saber inmediatamente si esa persona puede hacerles un daño sentimental o no en el transcurso de la relación.

Usted debe saber que lo que más se encuentra son personas que están aún atrapadas en su pasado y están tratando de abrir un nuevo capítulo en su vida sin haber cerrado el anterior; debe tener mucho ojo con eso.

Muchas personas buscan culminar o cerrar un pasado tratando de abrir una nueva etapa en su vida. Yo creo que deberían darse su tiempo hasta que esa herida cierre por completo y entonces, sí, comenzar ese nuevo capítulo con una persona nueva.

En fin, para saber si le harán daño, debe prestar atención en esa primera cita, que será fundamental para saber qué puede pasar después. Regularmente, las personas, en la primera cita, hablan de su pasado; usted debe concentrarse cuando la otra persona hable acerca de ese tema, si nota que esa persona viene de una mala experiencia, según como hable o se refiera a ella, usted puede darse cuenta si le hará daño, ya que puede ser que esté herida(o) y desee cubrir o vengar ese sentimiento con el sufrimiento que le puede ocasionar a usted más adelante.

Debe poner mucha atención cuando las personas se expresan y observar el lenguaje corporal cuando mencione a su ex pareja: los ojos, manos, expresiones, etcétera. Usted se podrá dar cuenta si aún siente ese rencor y, asimismo, podrá tener siempre en cuenta que esa persona puede estar herida.

Para conocer sobre este punto, habrá que esperar a que las personas mencionen a su ex pareja, con seguridad, se referirá constantemente a él o ella de forma negativa, haciendo comparaciones, con odio.

Cuídese siempre y recuerde que, si le va mal en una relación, será una experiencia para toda la vida y, si le va bien, será una bendición.

Conclusión

Este es el final del libro, espero que haya impactado en cada uno de los lectores porque fue creado para usted con el propósito de mirar cada una de las situaciones de vida mencionadas con un sentido más profundo.

Este libro lo escribí para inspirar a muchas personas así como para ayudar a los que están pasando por un momento de vida bastante duro.

Todos estos temas los vivimos a diario, y quería enfocarme en las experiencias ya vividas, debido a que hay muchas cosas que aún no se han perdido.

Este libro fue escrito para usted con un toque informativo, humorista y realista, que para mí es lo más importante, y pretendí siempre ser lo más real posible a la hora de escribir. La vida nos trae muchas situaciones y siempre nos preguntamos sobre ellas y no sabemos la respuesta en el momento, pero pienso que este libro lo ha ayudado a salir de muchas dudas.

Nunca pensé en que usted cambiara de opinión con respecto a estos temas, respeto cada una de las opiniones que usted como lector tenga acerca de estos capítulos, mi intención es darle un tono un poco diferente a situaciones que se nos presentan en el diario vivir, así como darles la participación a otras personas para que opinen.

Recuerde siempre hacer lo que su corazón le diga y no lo que la personas quieren que usted haga, al final será su decisión y su felicidad. Deje que todo el mundo lo critique, ya que las personas que lo hacen, regularmente, terminan en una situación parecida a la suya, y luego le piden consejos.

Tenga fe en todo lo que hace y un sólido pensamiento positivo, ya que usted no puede traer felicidad a su vida si no piensa en ser feliz; lo negativo atrae cosas negativas.

Cada día que se levante con un sueño, piense en cómo obtenerlo y nunca se desespere porque otra persona lo tenga hoy, mañana lo tendrá usted, eso se lo aseguro.

Agradecimientos

Primeramente, debo agradecerle a Dios por las ideas y terminación de este libro y también a mi familia, mi padre, mi madre, mi hermano y en especial mi inspiración de toda la vida mi querida abuela Rip Dolores Rufino.

Quiero agradecerles también a las personas que aportaron un granito de arena ya sea con una idea o simplemente con su apoyo. Mis amistades: Jislane Quezada, Karina Montolío, Lenin Estévez, Rafael Díaz, Joel Núñez, Hellen Pérez, Wallyn Mejía, Cisco Peralta, Katherine García, Jeimy Rodríguez, Emmanuel Gómez, el flaco, Baby Ecko, Estefanía Martínez, Génesis, Bonao Ssquad, Abby boy, el artista, Gilvy Lugo, Tolete De lo mío record, Alfa Yanely Cabrera y grupo, Johan Rojas, Jessica Torres y grupo, Yeury Montana, Kanky Montana, Yenny Love, Shay Spears, Stacy, Lisa García, Crisomy Fournier, Edison Martínez, Douglas Montero.

Le agradezco a mi amiga y hermana, quien fue mi motor en este libro, Annedy Mejía, así como a Ezequiel Jiménez, que me ayudó en mi proyecto.